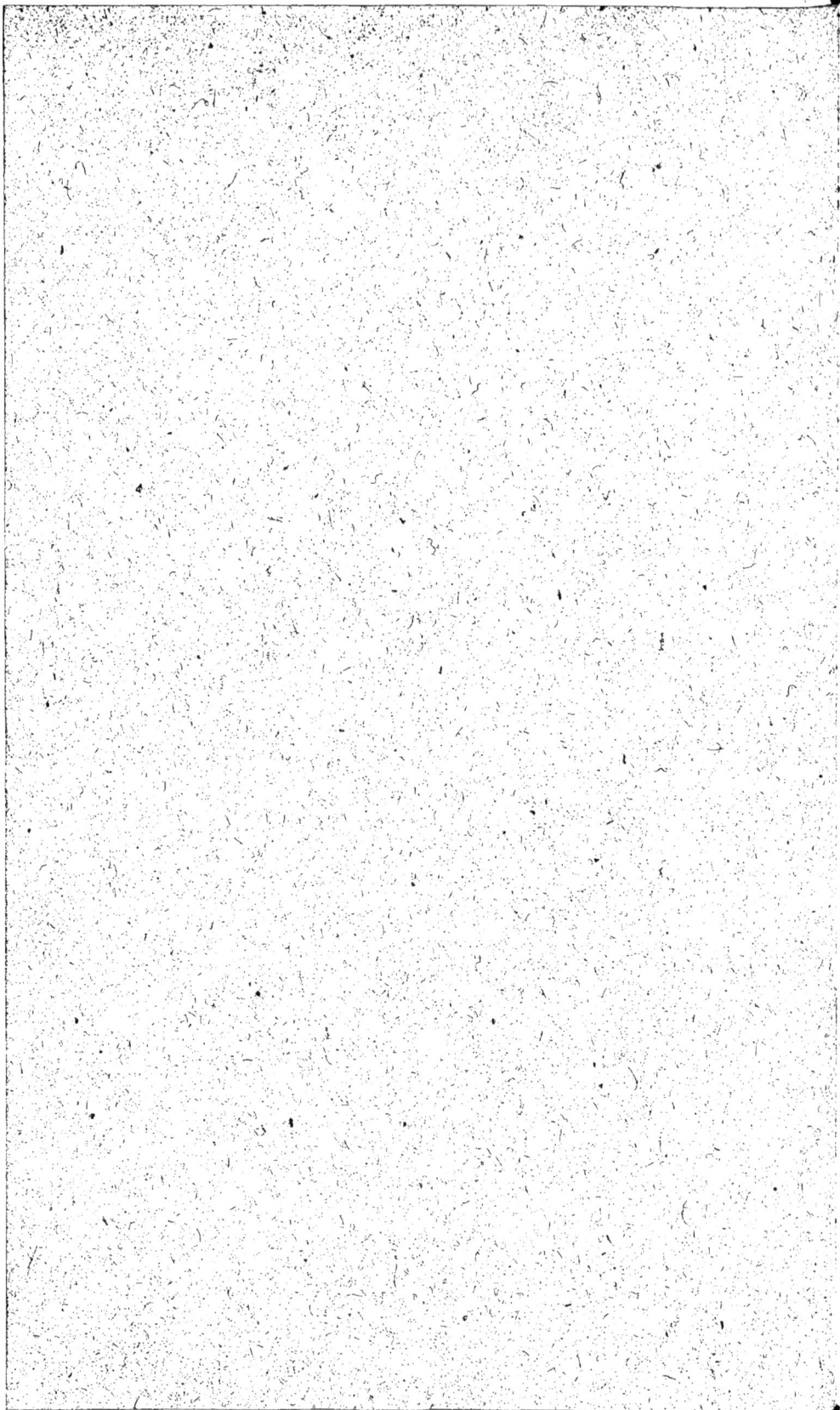

DE LA

CIRCULATION CÉRÉBRALE INTIME

DANS SES RAPPORTS

AVEC LE SOMMEIL

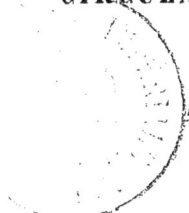

DE LA

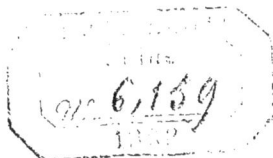

CIRCULATION CÉRÉBRALE INTIME

DANS SES RAPPORTS

AVEC LE SOMMEIL.

PAR

L.-A. GIRONDEAU

DOCTEUR EN MÉDECINE

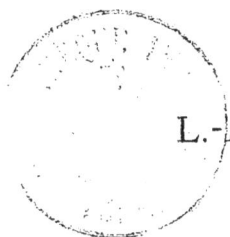

—◦◦❉◦◦—

PARIS

LOUIS LECLERC, LIBRAIRE-ÉDITEUR

RUE DE L'ÉCOLE-DE-MÉDECINE, 14

—

1868

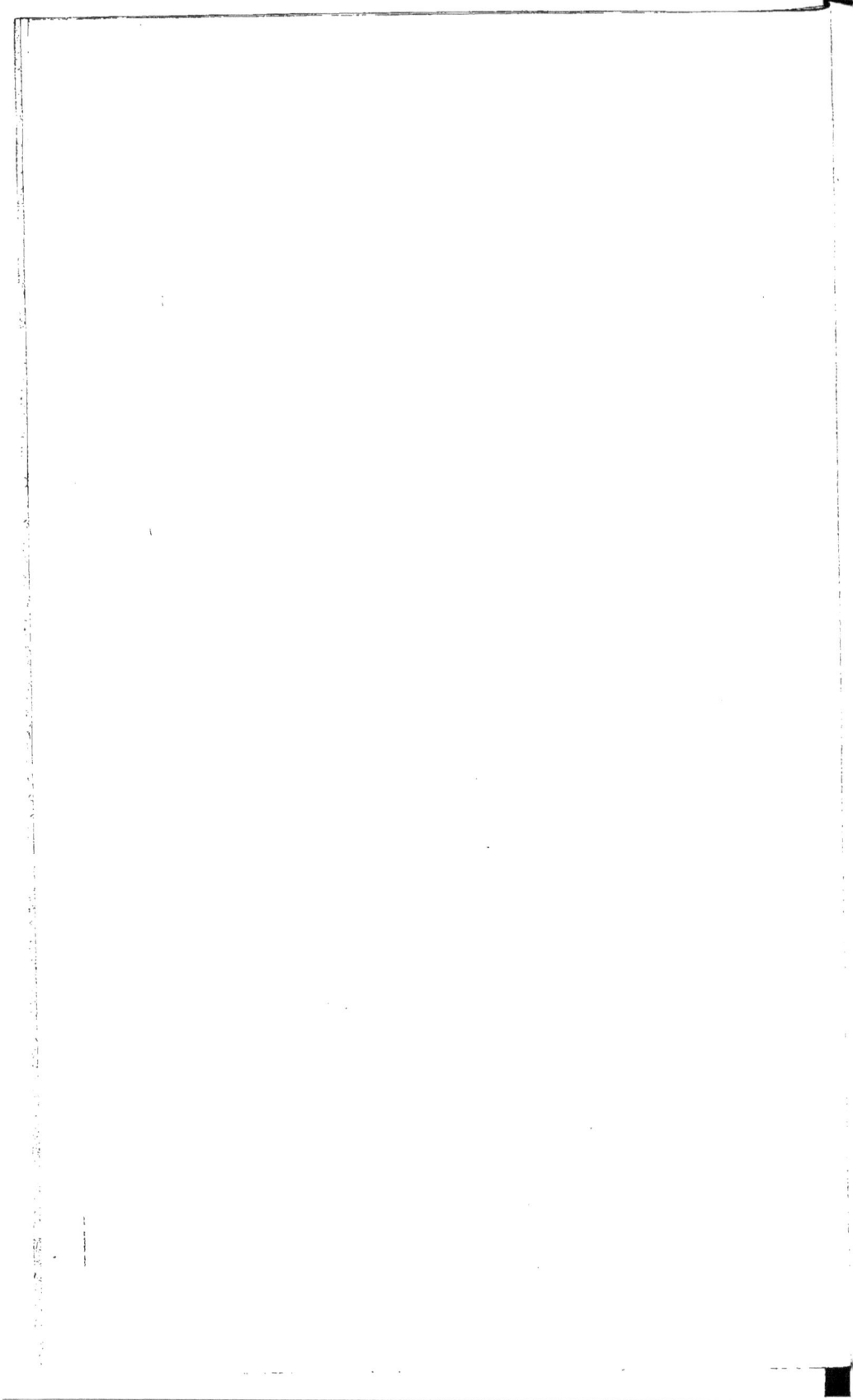

AVANT-PROPOS.

En prenant le sommeil comme point central de cette étude sur le *fonctionnement des organes encéphaliques,* j'ai voulu indiquer que je me bornerai à considérer les phénomènes nerveux au double point de vue de leur manifestation et de leur cessation, et non pas en eux-mêmes; une tâche aussi gigantesque est au-dessus de mes forces, car je ne me sens ni l'énergie ni les connaissances nécessaires pour l'accomplir. Ce n'est pas non plus ce qui se passe pendant le sommeil que je me suis proposé d'étudier, mais seulement les conditions mécanico-physiologiques présidant à cet état, qui, lorsqu'il survient naturellement chez l'individu en bonne santé, est un état normal au même titre que la veille.

Pénétré de la nécessité de me rendre un compte exact, autant que possible, de la raison intime d'un pareil phénomène, j'ai entrepris une étude sérieuse qui me permet d'exposer aujourd'hui le résultat de mes méditations sur la *nature* du sommeil, question sinon peu étudiée, du moins peu connue. Ma constante préoccupation a été celle-ci : écarter les superfluités pour être court et aller droit au but.

Je me suis donc appliqué à rester exclusivement sur le terrain de la physiologie, redoutant à chaque instant d'être entraîné vers un autre trop glissant, celui de la psychologie ; ce qui n'eût pas manqué d'attirer sur mon travail l'épithète d'extra-médical. — J'espère cependant, tout en étant bref, demeurer tout le temps assez explicite pour que ma pensée soit intelligible.

Il résulte de cette brièveté même une allure un peu péremptoire : je serais désolé de voir mal interprétée mon intention, qui est simplement d'éviter, autant que je le puis, le rebattu et l'ennuyeux.

Quant au choix de mon sujet, je ne dirai qu'un mot pour le justifier : c'est que, dans l'éternelle question *quarè opium*,.... il y a incluses deux propositions : *quarè* et *dormire*. En abordant le *pourquoi*, il est indispensable, ce me semble, de savoir ce que c'est que *dormir* : c'est ce qu'on n'a guère eu soin de chercher jusqu'ici.

DE LA

CIRCULATION CÉRÉBRALE INTIME

DANS SES RAPPORTS

AVEC LE SOMMEIL.

I.

Deux opinions ont été émises sur l'état de la circulation cérébrale durant le sommeil. La plus ancienne, aujourd'hui encore, celle de la majorité des physiologistes et des médecins, consiste à admettre que le sommeil est lié à l'hyperémie du cerveau. Cette manière de voir n'ayant jamais été vérifiée par aucune observation directe, n'est étayée par aucun fait positif. Aussi dans tous les temps une certaine obscurité a plané sur cette importante question, au grand dommage de la physiologie, qui, à mon sens, trouverait peut-être, avec la solution de ce problème, l'explication de quelques phénomènes nerveux intimes, inconnus jusqu'à présent dans leur nature aussi bien que dans le mode de leur production, au détriment surtout de la thérapeutique active, qui, le cas échéant, puiserait certainement dans une pareille étude des indications rationnelles.

Le sommeil serait accompagné d'anémie et non point de congestion cérébrale, si l'on s'en rapporte à l'autre manière de voir, qui possède sur l'ancienne l'avantage de reposer sur une base plus solide. Elle s'appuie en effet sur des expériences pratiquées sur des animaux bien portants, et instituées dans le but de juger, d'après l'aspect extérieur du cerveau mis à nu sur un point, de l'état circulatoire de cet organe. Les résultats univoques d'observations suffisamment réitérées ont permis d'avancer que les choses ne se passaient point ainsi qu'on l'avait cru jusqu'alors.

Placé entre ces deux opinions posées de la sorte à l'exclusion l'une de l'autre, l'esprit penche naturellement vers celle qui a pour base l'expérimentation, et outre les preuves matérielles fournies par ces observations directes, l'appoint d'une grande vraisemblance; car il répugne moins d'admettre la coïncidence de l'anémie (toutes réserves faites) avec une moindre activité fonctionnelle d'un organe, que la proposition inverse : l'hyperémie physiologique liée au repos!

Quand on étudie la circulation intra-crânienne si souvent controversée depuis les travaux de Monro, Kellie, Leith, Abercrombie, John Reid, jusqu'à ceux de MM. Burrows, Richet, Bennett, Ackermann,

Jackson, Donders, et enfin de MM. Brown-Séquard, Kussmaul et Tenner, Ehrmann, et autres, on reste convaincu entre autres choses, de ceci, que :

La voûte crânienne opposant chez l'adulte une résistance considérable à toute pression qui s'exerce de dedans en dehors, et de dehors en dedans ;

Les liquides étant presque absolument incompressibles ;

Et le vide ne pouvant se former dans la cavité crânienne ;

Un des éléments contenus ne peut diminuer de quantité qu'à la condition d'être immédiatement remplacé par un autre.

M. Foville a d'ailleurs montré que, chez les animaux qu'on tue par hémorrhagie, « tandis que tous les viscères sont pâles et exsangues, les centres nerveux deviennent seuls le siége d'une hyperémie veineuse fort remarquable. »

La quantité totale du sang contenu dans le crâne « ne peut varier que dans des limites fort restrein- « tes (Brown-Séquard). » On a dit que le retrait d'une certaine quantité du liquide céphalo-rachidien pouvait permettre l'admission d'une quantité équivalente de sang, à la place qu'il laisse dans le crâne quand il se réfugie dans la cavité intrarachidienne. Mais d'abord ce liquide ne pèse guère en totalité que 100 grammes environ, poids relativement petit ; d'un autre côté, la cavité rachidienne ayant elle-même une capacité exiguë, ne peut contenir à un moment donné une quantité de beaucoup supérieure ou inférieure, si toutefois cela est possible, à la quantité qui correspond à son volume moyen : en d'autres termes les écarts ne peuvent être qu'insignifiants. D'ailleurs il n'est pas complétement démontré que le liquide céphalo-rachidien puisse se mouvoir en réalité d'une cavité à l'autre. En plaçant un tube qui fait communiquer la masse de ce liquide avec l'atmosphère ou en examinant la poche du spina bifida, on a bien constaté des mouvements ; mais cela ne saurait prouver qu'une chose, c'est qu'à certains moments le liquide subit une compression, qu'il a une tendance à sortir plus violemment par les orifices qu'on lui offre, mais cela ne peut prouver qu'effectivement il se déplace quand la cavité rachidienne est hermétiquement close.

L'influence active du liquide céphalo-rachidien sur la circulation étant écartée, si je cherche ce que signifient au fond les mots congestion et anémie appliqués aux organes contenus dans la cavité intra-crânienne, je remarque, l'immobilité des parois crâniennes étant une condition bien présente à l'esprit, que la congestion n'est pas ici un aussi simple phénomène qu'en dehors de cette cavité, je veux dire là où les vaisseaux n'ont qu'à se laisser simplement distendre par l'afflux sanguin. En y réfléchissant, il devient évident qu'ici l'anémie d'une partie quelconque de l'encéphale est indissolublement liée à la congestion d'une autre portion située dans la boîte crânienne. Dès lors, dire sim-

plement qu'il y a congestion encéphalique sans spé-
cifier le siége qu'occupe cette congestion, c'est man-
quer absolument de précision. Il est nécessaire
d'indiquer en outre, à l'aide d'une expression à sens
bien défini, ischémie ou spanhémie par exemple,
quelque chose de précis, sans quoi le terme congestion n'a aucune signification exacte.

· Je ne m'arrête pas plus longtemps à ce détail,
convaincu que le point véritablement important et
utile est, non pas de séparer nettement la congestion de l'anémie, mais bien de savoir si, *en dernière
analyse*, le sang circule ou non dans les capillaires.
Car c'est au renouvellement du sang et non à la
simple présence de ce liquide, que l'encéphale,
comme tout organe d'ailleurs, doit de conserver ses
propriétés. A ce point de vue il n'y a que deux alter-
natives possibles : ou bien le courant sanguin est
normal ou exagéré; ou bien le sang stagne, à moins
qu'il n'arrive plus, ce qui revient au même du reste,
puisque dans les deux circonstances l'arrêt circulatoire est aussi l'arrêt du fonctionnement. Il va
sans dire que, lorsque l'hématose cesse de se faire
ou est entravée, cela retombe dans le cas de stagna-
tion simple : le sang est altéré par excès d'acide
carbonique de part et d'autre; de même, lorsque
l'excrétion de la bile ne se fait plus, le sang est altéré par une surcharge de cholestérine.

Qu'importe donc en vérité, que la cavité crânienne soit pleine de sang, si l'encéphale est exsan-
gue, si le sang qui l'entoure de toutes parts n'ar-

rive pas au contact de sa substance par les canaux qui l'y distribuent normalement, ou si, étant arrivé dans les capillaires, le sang stagne et n'est point remplacé ? Aussi bien suis-je disposé à tenir beaucoup moins compte de la quantité totale de sang contenue dans le crâne à un moment donné, que des conditions qui modifient son accès ou son cours dans les capillaires, et des obstacles qui peuvent s'opposer à son action, par delà la paroi du capillaire, sur les éléments nerveux.

Le terme hyperémie physiologique, synonyme d'accélération générale du courant sanguin dans tous les vaisseaux d'un organe, est très-clair; il répond à l'état d'activité ; le mouvement sanguin est l'essence de l'hyperémie physiologique, le phénomène capital; vient-il à cesser : bien que les vaisseaux soient gorgés, ce n'est plus comme hyperémie qu'il faut envisager la situation, mais comme un arrêt circulatoire incompatible avec le maintien des propriétés d'un organe, qui est parfois surexcité passagèrement, il est vrai, mais non spontanément actif.

Diverses tentatives ont été faites pour savoir dans quel sens est modifiée la circulation intracrânienne dans telle circonstance donnée. L'autopsie ne peut donner aucune indication valable se rapportant à un état physiologique précédemment observé. MM. Kussmaul et Tenner ne pensent pas, du moins, devoir accorder de confiance à ces investigations *post mortem*.

« Il est rarement possible, disent-ils, de tirer une conclusion de la quantité de sang qui circule pendant la vie dans la cavité crânienne, d'après celle que l'on trouve après la mort. L'agonie est accompagnée de nombreuses circonstances qui modifient le cours du sang.....» Il serait superflu d'insister sur ce sujet : j'ai voulu seulement mentionner ce mode d'observation pour le repousser.

Cette méthode étant écartée, on a dû suivre une autre voie. Burrows (1847) et plus récemment MM. Berlin et Donders, ont fait connaître les résultats de leurs recherches sur l'encéphale dénudé. Ils ont fait leurs observations à l'aide de lentilles grossissantes, à travers une cloison de verre adaptée au crâne trépané d'animaux qu'on soumettait successivement à des influences diverses. Le phénomène le plus apparent était le changement de coloration des membranes péri-encéphaliques. En regardant de plus près et plus attentivement, les observateurs ont pu mesurer les variations qui survenaient dans le calibre des vaisseaux. Ainsi, pendant une forte expiration, des vaisseaux de $0^{mm},04$ de diamètre sont venus à $0^{mm},14$. D'autres se sont accrus de $0^{mm},07$ à $0^{mm},16$. Durant une hémorrhagie abondante, ils se resserraient au contraire et passaient de $0^{mm},46$ à $0^{mm},38$ et de $0^{mm},41$ à $0^{mm},29$. Pendant ces observations, les précautions étaient prises pour que la pression atmosphérique ne vînt pas troubler les phénomènes, qui se passaient alors normalement, comme si on avait laissé le crâne intact (Ehrmann, Strasbourg, 1859).

Il est vrai que l'on n'observe ainsi que la circulation des membranes péri-encéphaliques; mais si l'on considère que « la pie mère, très-riche en vaisseaux, est la membrane nourricière de l'encéphale et de la moelle » (Longet), que par conséquent tout le sang destiné à la nutrition du cerveau passe forcément par là, on doit convenir que ce mode d'expérimentation, appliqué à cette étude, a une incontestable valeur, et qu'il peut fournir des données très-précieuses. Seulement, dans l'interprétation des résultats, il faut se souvenir que « les artères et les veines ne concourent pas dans une égale proportion à la formation de la pie-mère; les veines plus volumineuses que les artères sont aussi beaucoup plus multipliées. Suivant M. Hirschfeld, les premières seraient aux secondes, dans le rapport numérique, de 1 à 6 » (Sappey).

Par ce procédé on a constaté la réduction persistante du calibre des vaisseaux de la pie-mère pendant le sommeil naturel et sous l'influence de l'opium, diminution qui atteste un ralentissement évident du courant sanguin; est-elle le résultat d'une contraction vasculaire ou de la moindre tension que supportent dans cette occurrence les vaisseaux? C'est ce qu'il est difficile de déterminer; quoi qu'il en soit, le fait du ralentissement de la circulation en cette circonstance est acquis.

La circulation veineuse se fait facilement, excepté dans certains cas pathologiques. En effet, la principale cause qui retient le sang dans le crâne est la pression atmosphérique. Si par la pensée on place dans le vide un sujet maintenu verticalement la la tête en haut et si on ouvre ses vaisseaux, le sang en totalité, même celui du crâne, n'obéissant plus qu'à la pesanteur, se précipitera au dehors. Cependant, si la pression atmosphérique maintient le crâne toujours rempli, en revanche elle n'apporte aucun obstacle au cours du sang et à la circulation en retour.

Voilà pour la circulation elle-même. Ce n'est pas tout ; il existe une disposition fort importante, révélée pour la première fois en 1859, et qui est due aux patientes investigations de M. le professeur Ch. Robin. Jusqu'à présent, à ma connaissance, on a négligé d'en tirer parti dans l'interprétation des phénomènes qui vont m'occuper ; or, je ne crois pas trop m'avancer en disant que cette disposition est extrêmement utile et indispensable à connaître.

M. Robin décrit une tunique supplémentaire appartenant en propre aux capillaires de l'organe central du système nerveux (cerveau, moelle, épendyme, pie-mère), de tous les animaux vertébrés. C'est une enveloppe très-pâle, sans noyaux, homogène ou à peine striée, épaisse de $0^{mm}001$ à $0^{mm}002$, transparente et permettant d'apercevoir le capillaire enveloppé. « Elle s'étend comme une gaîne dans laquelle flottent les capillaires depuis les plus fins de ceux-ci jusqu'à ceux qui sont apercevables à l'œil nu » (Robin), c'est-à-dire ayant un tiers de millimètre environ. L'intérieur de cette gaîne est tantôt rempli d'un liquide incolore, mêlé de granulations moléculaires, tantôt de petits noyaux libres analogues aux globulins de la lymphe, sphériques, présentant $0^{mm}005$ de diamètre, insolubles dans l'acide acétique. M. Labéda (thèse d'agrégation, 1866), se posant la question de savoir d'où vient le liquide contenu dans cette gaîne qui n'est autre chose que l'origine des lymphatiques du cerveau, s'exprime ainsi : « La lymphe provient surtout du sang; celui-ci, arrivé dans les ramifications capillaires des artères, laisse transsuder hors des parois de ses vaisseaux, une partie de son sérum, qui, se répandant dans la trame des tissus, tombe dans les voies capillaires du système lymphatique. Le succès de cette filtration est encore plus assuré si l'on admet, avec M. Ch. Robin, que les lymphatiques engaînent si étroitement les capillaires artériels que toute partie transsudée tombe sûrement dans leur cavité. » M. Robin ajoute que la quantité de ce liquide, de cette lymphe, pour l'appeler par son nom, est variable.

Grâce à cette découverte et à la démonstration, faite depuis, de la continuité de cet espace péricapillaire avec la cavité des lymphatiques généraux, on voit que le cerveau se présente en réalité isolé du courant sanguin par une nappe intermédiaire d'un liquide inerte, placée à la manière d'un bouclier entre la substance cérébrale et le sang qui doit entretenir ses propriétés. Il est clair que l'épaisseur de cette couche de lymphe, en éloignant par son accroissement le fluide nutritif du tissu qu'il doit nourrir, atténuera les propriétés vivifiantes du sang, en obligeant la nutrition à se faire à distance; — réciproquement, la diminution ou la disparition du liquide amènera des rapports plus étroits ou même la contiguité, ne laissant plus comme obstacle à l'accomplissement des échanges osmotiques, que la double paroi du capillaire et de son enveloppe, dont la minceur est extrême. Ainsi doué de cet appareil propre aux centres nerveux, — bien qu'il ne soit qu'une modification à une disposition très-générale, — le cerveau peut être soustrait à l'influence sanguine, ou être pleinement soumis à l'action physiologique du sang.

Je vais examiner succinctement les propriétés du sang au point de vue du fonctionnement des organes encéphaliques et chercher comment il se peut faire que la couche péri-capillaire soit augmentée ou amincie, et laisse agir ainsi le sang avec une intensité variable, par le fait d'une intervention mécanique qui joue le rôle d'un frein.

II.

«Quand un organe est atteint d'ischémie, ses
fonctions spéciales se troublent toujours, mais à un
degré variable, suivant que le courant sanguin s'y
trouve plus ou moins empêché, et que le renouvellement rapide du sang est plus ou moins essentiel
à leur entretien. On pourrait dire que le désordre
est d'autant plus prompt à se montrer que la fonction est plus importante ; ainsi, de tous les viscères,
le cerveau est celui qui supporte le moins la privation de sang... » (Potain, Dict. encycl. art. *anémie*).
C'est ce que M. Brown-Séquard a surabondamment
prouvé et mis en lumière par ses ingénieuses expériences. Il est allé plus loin et a émis catégorique-
ment son opinion sur l'action particulière exercée
sur le cerveau par les deux principaux gaz contenus dans le fluide sanguin. « Le sang, dit-il, détermine deux espèces de modifications : par l'une il
augmente les propriétés vitales des tissus ; par l'autre
il *stimule* et met en jeu ces propriétés... Il possède
donc deux propriétés physiologiques distinctes: par
l'une qui consiste à fournir aux tissus et à en rece-
voir certains matériaux, il sert aux sécrétions et à
la nutrition ; par l'autre qui consiste à exciter, à

stimuler les tissus et les organes, il met en action les propriétés vitales de ces parties... Il est possible de produire à volonté deux états de l'organisme essentiellement différents l'un de l'autre et consistant l'un dans la présence d'une quantité d'oxygène plus considérable qu'à l'ordinaire dans le sang veineux comme dans le sang artériel, et l'autre dans la présence en excès d'acide carbonique dans les deux sangs. Dans le premier de ces deux états la vie cesse, malgré l'extrême énergie des propriétés vitales, parce que le pouvoir stimulateur du sang est insuffisant; tandis que, dans l'état opposé, où le pouvoir stimulateur de ce liquide est excessif, les propriétés vitales mises en jeu énergiquement ne pouvant être reproduites, s'épuisent très-rapidement. »

L'aptitude à agir est en définitive liée à la rapidité de la circulation du sang artériel, chargé d'une double fonction dont le résultat est l'activité. Les faits connus permettent de poser comme corollaire : la mise en activité des fonctions cérébrales est liée dans le cerveau à l'accélération du mouvement circulatoire. M. Potain émet ce principe en ces termes : « Il est bien entendu que tout fonctionnement cérébral ou musculaire exagéré s'accompagne d'hyperémie physiologique. » Cette assertion aujourd'hui n'a rien d'étonnant, maintenant que l'on sait que la circulation propre à un organe peut se rendre indépendante de la circulation générale et « s'individualiser. » M. Claude Bernard a clairement dé-

montré que le fonctionnement des glandes sali-
vaires est accompagné d'une circulation cinq fois
plus riche et plus rapide pour un même temps que
pendant l'absence de sécrétion.

Le cerveau, il est vrai, ne sécrète rien ; mais de
quelque nom que l'on décore ses propriétés, il n'en
est pas moins manifeste qu'elles se présentent à
divers degrés d'intensité ayant pour causes autant
d'états différents de l'organe. Je pense donc que,
puisque la mise en œuvre de la contractilité, at-
tribut propre au système musculaire, et la sécrétion
propre au tissu glandulaire, sont accompagnées
constamment d'une accélération bien constatée de
la circulation, condition sans laquelle la contraction et la sécrétion cessent promptement d'être possibles, je pense, dis-je, que le *cerveau* reçoit une
quantité de sang plus considérable quand ses propriétés sont mises en jeu qu'en l'absence de leur
manifestation. On voit bien l'importance de la circulation dans les cas où elle est suspendue : la sensibilité semble disparaître soudain pour réappa-
raître aussitôt que le cours du sang est rétabli.

Il est reconnu que les vaisseaux capillaires de la
première variété (Ch. Robin) sont les seuls qui se
prêtent aux échanges osmotiques. « Dans tous les
organes il existe deux systèmes de capillaires dont
l'un est destiné à entretenir le phénomène mécanique de la circulation, c'est-à-dire d'établir la
communication entre les artères et les veines,
tandis que l'autre doit fournir à l'échange qui

constitue la nutrition et les sécrétions (Jaccoud). »
En conséquence, la seule circulation qui soit inté-
ressante est celle qui se fait dans ceux des capillaires où sa présence sert à la nutrition. Or, ces
canaux sont privés de la contractilité qu'on com-
mence à constater seulement sur les capillaires de
la deuxième variété. Comment donc peut-il se faire
que le sang agisse avec plus ou moins d'intensité,
— l'impulsion du cœur restant la même, — puisque
ces vaisseaux n'étant pas contractiles admettent
toujours la même quantité de ce liquide? Ce fait
trouve son explication dans la *variabilité* en épaisseur de la couche de lymphe que M. le professeur
Ch. Robin a signalée le premier. Je vais me livrer
à l'examen des causes qui président à l'arrivée et à
l'expulsion de ce liquide.

Le mécanisme de sa production est des plus sim-
ples : il transsude à travers les parois des capil
laires et s'accumule dans la cavité de la gaîne qui
environne ces vaisseaux. La continuité de cet espace péri-vasculaire avec le système lymphatique
général fait que le cours de la lymphe s'établit naturellement vers le cœur, d'une façon continue. Je
vais chercher maintenant les raisons de l'irrégula-
rité de ce même cours.

Je suppose que la circulation en retour soit tout
à fait interrompue au cou, les artères restant libres :
les veines sont remplies de sang, et l'impulsion
cardiaque continue à exercer sa pression habituelle
sur le liquide artériel. Les parois artérielles ont à

. supporter en réalité une pression plus considérable qu'à l'état normal dans cette circonstance ; en effet, ne pouvant plus se décharger du sang qu'elles contiennent dans les veines déjà pleines, les artères du cou se laissent distendre, et ainsi rigides, présentent une excellente condition pour la transmission lu choc impulsif cardiaque aux artères éloignées. Celui-ci est transmis aux capillaires cérébraux, qui, pas plus que les artères, ne résistent à cette pression excentrique.

Mais comment pourront-ils être distendus, puisque le crâne est inextensible, « et qu'il ne peut y pénétrer une goutte de liquide sans que la même quantité en soit expulsée ! » C'est alors que la lymphe, prise entre la masse incompressible de la pulpe cérébrale, et les capillaires sollicités à céder à la pression qu'ils supportent, est violemment expulsée de ses réservoirs et sort du crâne, où aucune force ne la maintient plus.

J'ai dû avoir recours à une supposition grossière pour exprimer de quelle façon la lymphe peut être chassée des espaces péri-capillaires, laissant par sa disparition en contact immédiat le sang et la substance du cerveau. Cette fiction, que j'ai imaginée pour les besoins de la cause, devient une réalité dans l'insuffisance de la valvule tricuspide, avec pouls veineux aux jugulaires, dilatation de ces veines et reflux ascendant ; et aussi quand il y a persistance du trou de Botal. On peut artificiellement ralentir la circulation veineuse en se plaçant verticalement

la tête en bas ; on obtient ainsi le même résultat :
l'expulsion de la lymphe ; ce qui amène infailible-
ment l'exaltation passagère des propriétés du cerveau. Aussi ce moyen bien simple réussit-il à faire
cesser l'évanouissement à lui seul quelquefois, et à
le prévenir toujours.

Les obstacles qui ralentissent la circulation veineuse tendent donc à expulser mécaniquement la
lymphe en obligeant, pour ainsi dire, les vaisseaux
à se gorger de sang. Mais il faut reconnaître que
ces obstacles se présentent rarement, et seulement
dans l'état pathologique ou dans un concours de
circonstances exceptionnelles. A l'état normal, la
paralysie vaso-motrice est au contraire un phénomène fréquent qui, en enlevant aux vaisseaux la
possibilité d'entrer en contraction, les laisse obéir
aux efforts de la tension artérielle qui les dilate et
chasse, comme précédemment la couche liquide en-
vironnante, de la périphérie de ou des vaisseaux
paralysés. A bien prendre, la force active qui accé-
lère le cours de la lymphe est l'impulsion du cœur
transmise par la colonne sanguine, en un moment
où les vaisseaux sont privés de résistance contre
l'expansion que la pression excentrique leur impose. Ainsi disparaît le revêtement cylindrique liquide des capillaires consacrés à la nutrition et à la
stimulation cérébrales.

En résumé : ou bien les capillaires, distendus et
charriant une plus grande quantité de sang que
pendant leur contraction sont, après avoir chassé le

liquide lymphatique, en contact intime avec la substance cérébrale : à cette condition physique correspond le maximum d'influence que peut exercer le sang normal sur les fonctions de l'encéphale ;

Ou bien la circulation exerce son influence à travers la couche isolante qui environne les capillaires ; cet intermédiaire inerte atténue les propriétés vivifiantes du sang en éloignant ce liquide. Cette condition correspond à une faible activité des fonctions encéphaliques ;

Enfin, dans le cas où le sang cesse d'arriver dans les vaisseaux cérébraux, ou y arrive en quantité moindre, par suite de syncope, d'obstacle mécanique situé sur le trajet des artères ou de constriction des fibres vasculaires, la couche de lymphe étant épaisse, au surplus, les propriétés cérébrales sont hors de service, ou pour mieux dire cessent de se manifester d'une manière appréciable.

— On peut dire qu'il existe une relation directe entre la circulation du cerveau et le développement de la *sensibilité :* cette propriété s'accroît en même temps que l'action du sang sur le cerveau devient plus intense, et diminue à mesure que ce liquide s'éloigne, disparaît, ou perd ses propriétés normales ;

Que l'interposition d'un liquide *isolant* entre les vaisseaux sanguins et la pulpe cérébrale explique, — par la plus ou moins grande épaisseur de la couche que forme ce liquide interposé, — comment le sang peut avoir une influence variable comme l'épaisseur elle-même de la couche liquide.

L'ÉTAT DE SENSIBILITÉ correspond donc dans le cerveau à une CONDITION MATÉRIELLE opposée à celle de l'ÉTAT D'INSENSIBILITÉ. Ce que je dis de la sensibilité s'applique naturellement aux autres propriétés de la substance nerveuse.

Quel est l'agent qui détermine cette condition indispensable au fonctionnement de la sensibilité ? c'est ce que je vais rechercher.

III.

Le tube ou filament nerveux est un organe élémentaire qui possède pour propriété d'être influencé *en entier* par des incitations appliquées sur un point de sa longueur.

Un nerf qui subit des incitations de source extérieure, par cela même qu'il est continu avec l'encéphale, modifie à son tour l'état de celui des organes encéphaliques auquel il se rend, et qui a pour fonction de percevoir, c'est-à-dire dont la propriété est la sensibilité : on appelle ce nerf nerf sensitif, parce que lui seul peut mettre en jeu la sensibilité. C'est de lui que dépend le fonctionnement de l'organe sensible, mais, par lui-même, il ne sent rien.

L'encéphale peut, de son côté, fournir des incitations ; certains nerfs sont modifiés par elles. On les appelle moteurs parce que, contenus ou au moins en rapport intime avec le tissu musculaire, ils ont seuls le pouvoir de mettre en activité la propriété de ce tissu, la contractilité.

Parmi les nerfs qui reçoivent les incitations encéphaliques il en est qui se rendent aux glandes ; de même ils agissent sur le tissu glandulaire, lui apportant l'incitation nécessaire pour que la sécrétion ait lieu.

Si les propriétés des organes, quels qu'ils soient, sont entretenues par l'afflux sanguin, il faut, pour qu'elles ne restent pas *latentes* et inutiles, que les organes reçoivent l'incitation que le nerf peut seul donner, après toutefois avoir été sollicité lui-même. Un courant électrique violent (sans doute en coagulant l'albumine du sang destiné à la nutrition du nerf) en suspend instantanément la propriété : et alors les organes qui sont sous la dépendance de ce nerf (ainsi privé de la circulation à la faveur de laquelle il jouissait de sa propriété), ces organes, dis-je, sont voués à l'inaction.

Les deux ordres de nerfs, centripètes et centrifuges, comme on les a dénommés, ne diffèrent que par leurs usages; ils ont en réalité exactement le même mode d'activité, et ne sont pas seulement les conducteurs des impressions. Ils reçoivent et ils rendent, leur rôle est d'être à la fois passifs et actifs.

— Quelles modifications un nerf, qui reçoit une incitation de source extérieure, ou partie de l'encéphale, *apporte-t-il* à la circulation de l'organe auquel il est destiné?

L'expérience de M. Cl. Bernard a montré : « que les conditions mécaniques de la circulation capillaire dans la glande sous-maxillaire sont déterminées par le nerf tympanico-lingual et par le grand sympathique dont l'action est précisément inverse:

le premier *dilate* les vaisseaux, le second les *contracte* et les rétrécit. A l'état physiologique, l'expulsion de la salive par la glande coïncide avec l'activité du tympanico-lingual, et le repos de cette même glande avec l'activité du grand sympathique. » (Jaccoud.)

Quelque inexplicable que soit cette action paralysante du nerf sur le grand sympathique, il n'en est pas moins vrai que c'est là un fait avéré qui s'impose. On retrouve le même·phénomène se produisant dans d'autres circonstances :

Une excitation modérée du pneumogastrique arrête en diastole le cœur dont les contractions sont, comme chacun sait, sous la domination du grand sympathique ;

De même l'incitation motrice, en provoquant la contraction des muscles de la vie, de relation amène dans ces organes la dilatation des vaisseaux et par suite une accélération circulatoire attestée par une prompte élévation de température.

Ces faits parlent haut et sont à l'abri de toute contestation. En réponse à la question que je me suis posée, je suis donc autorisé à dire :

— Toutes les fois qu'un nerf reçoit une excitation, de quelle que source qu'elle vienne, les propriétés de l'organe auquel ce nerf est destiné sont mises en activité, et les vaisseaux y sont soustraits à l'empire du grand sympathique pendant tout le temps que dure l'excitation.

En effet, de ce qui se passe lorsqu'une excitation

est portée sur le nerf tympanico-lingual, sur le pneumogastrique, sur le nerf moteur, ne peut-on pas déduire que ce fait est général et étendre cette influence paralysante aux nerfs sensitifs qui fonctionnent? Seulement, l'incitation motrice est remplacée pour eux par l'impression; et la contraction ou la sécrétion sont remplacées par la perception. Le nerf se conduit exactement de la même manière dans les deux circonstances, et il est logique de penser que la paralysie vaso-motrice liée fatalement à toute sorte d'activité, et bien constatée dans les organes accessibles à l'observation, est un phénomène qui se produit au sein de la masse encéphalique lorsque les nerfs sensitifs y apportent une incitation. Ces mêmes nerfs, pour être eux-mêmes modifiables par l'incitation à laquelle ils sont soumis, exigent impérieusement que la partie de leur longueur sur laquelle est appliquée l'impression, pour jouir de sa propriété qui est d'être modifiée par cette impression, soit le siége d'une circulation active : sinon, le nerf perd son impressionnabilité.

Je ne crois pas nécessaire d'insister davantage sur l'identité du mode d'activité des nerfs encéphaliques sensitifs, sécréteurs et moteurs. Je constate que les analogies sont trop frappantes et trop puissantes à la fois pour qu'il soit possible de se soustraire à l'évidence. Seulement les organes appartenant aux différents systèmes ayant leur propriété distincte, simple ou complexe selon les cas, propriété soumise à la loi générale d'être entretenue par l'af-

flux sanguin, il en résulte que ce qui cause la diver-
sité d'aspect des fonctions des divers organes, ce
n'est pas que chaque nerf ait une manière à lui
particulière d'agir, mais bien parce que les organes
ont des propriétés dissemblables.

Ainsi, tandis que le muscle a une propriété
simple, la contractilité, le cerveau en possède une
complexe : la sensibilité d'abord et, en outre, les
sous-propriétés de conserver les impressions perçues par lui, de les coordonner entre elles ; de
plus, il fait naître des incitations dans les nerfs moteurs et sécréteurs, comme tout à l'heure l'impression engendrait l'incitation dans le nerf sensitif.
Mais la complexité de fonctionnement étant mise
pour un instant à l'écart, tous deux, muscle et cerveau, deviennent d'autant plus aptes à fonctionner
qu'ils fonctionnent davantage : « La gymnastique
décuple les forces, disent Trousseau et M. Pidoux ;
les organes se perfectionnent anatomiquement et
fonctionnellement, le volume (?) des éléments or-
ganiques augmente en raison de l'activité qu'on
leur donne à exécuter : les nerfs, les fibres épa-
nouies dans les renflements nerveux rentrent dans
la règle commune. » De même la gymnastique à
l'usage propre du cerveau consiste dans l'exercice,
non exagéré, des divers organes encéphaliques,
dont le fonctionnement entraîne l'activité de la circulation et une nutrition également active, favo-
rable au développement en nombre, sinon en volume, des éléments anatomiques et surtout à

l'énergie fonctionnelle de l'organe. Exercé, le cerveau acquiert la faculté de fournir facilement les incitations aux nerfs qui se distribuent aux muscles, aux glandes et viscères, en même temps qu'il devient plus apte à exécuter les opérations intellectuelles « dont il est l'instrument. »

En résumé, une impression sensorielle excite le cerveau et le pousse à l'activité. Réciproquement, l'absence d'impression laisse les capillaires se contracter sans entraves et la couche de lymphe se reformer autour d'eux : il en résulte, non l'inactivité complète, — car l'influence du courant sanguin n'est pas supprimée et seulement atténuée, à cause de l'interposition du liquide, — mais un état d'activité peu appréciable, précisément en rapport avec cette circulation amoindrie dans ses effets.

IV.

Puisque toutes les modifications que peut subir la circulation cérébrale se réduisent simplement à rendre l'échange nutritif entre le sang et la pulpe du cerveau plus ou moins facile et rapide, il suit de là que les modificateurs de cette même circulation se rangent également sous deux chefs, savoir : ceux qui ont pour résultat la contraction des fibres musculaires des vaisseaux, et ceux qui amènent la cessation de toute influence des nerfs végétatifs ; en d'autres termes, ceux qui diminuent l'activité fonctionnelle de l'encéphale, et ceux qui l'excitent au contraire d'une manière quelconque. Il y a naturellement une foule de degrés d'excitation compris entre les deux états extrêmes qui sont caractérisés :

Le premier, par l'insensibilité, la résolution musculaire et la somnolence ou le coma;

Le second, par l'hyperesthésie, la convulsion et le délire :

Deux états opposés l'un à l'autre en tous points.

Parmi les substances qui amènent sûrement un sujet présentant de l'hyperesthésie, des convulsions et du délire, à l'état d'anesthésie, de résolution et de sommeil ou de coma, c'est-à-dire qui font passer l'influence de la circulation sur le cerveau de son maximum à son minimum, je choisis un narcotique, l'opium.

Une observation due au Dr Barrett (de Middleton), et relatée par Graves, montre, à mon sens, quelle est la véritable action de ce médicament. Je vais la transcrire en entier.

« Un homme avait avalé, dans l'intention de se tuer, une forte dose de laudanum, et cela hors de chez lui, de sorte qu'il s'écoula un temps assez long, trois heures à peu près, avant que des secours efficaces pussent lui être administrés. A mon arrivée auprès de lui, le malade paraissait perdu. Déjà on avait donné de l'émétique et diverses boissons, on avait eu recours à des frictions vigoureuses, et l'on avait fait de nombreuses et inutiles tentatives pour irriter l'œsophage avec les barbes d'une plume. Tous ces moyens étaient demeurés sans effet, et le patient était dans un coma si profond, que la chaleur du corps indiquait seule un reste de vie. On affirmait que la quantité de laudanum absorbée s'élevait à une once et demie ; le cas étant ainsi désespéré, je me vis autorisé à mettre en œuvre le seul moyen de traitement que les circonstances permissent encore.

« Tous les médicaments internes avaient fait défaut, les excitants externes nous laissaient seuls quelques chances. Je résolus donc de m'en servir vigoureusement. Je commençai par faire des flagellations sur la paume des mains et la plante des pieds avec des branches fraîches, longues et flexibles. J'y employai une force assez vive, et au bout de peu de temps il y eut des signes de malaise et de douleur. Je continuai impitoyablement jusqu'au moment où le malade se mit à parler et à se plaindre ; je cessai alors l'emploi de ce moyen héroïque ; mais le patient retomba aussitôt dans une profonde torpeur dont il ne put être tiré que par de sévères fustigations. Il fallut augmenter le nombre des aides, afin qu'ils pussent se suppléer, soutenir le malade et le faire lever ; car, dès qu'on suspendait l'usage des verges, le coma reparaissait. Après six ou huit heures, la léthargie céda, et l'on put se relâcher de la sévérité du traitement; mais comme une forte excitation était encore nécessaire, on y revint par moments, jusqu'à ce que l'exercice et la marche eussent définitivement éveillé le malade, ce qui eut lieu environ douze heures environ après le commencement de l'opération. Il n'y eut aucun accident particulier aux mains et aux pieds, et la guérison fut complète au bout de peu de jours.... Pendant la flagellation, le malade ne se faisait pas faute de rendre autant de coups qu'il le pouvait à ses tourmenteurs. Si on cessait subitement la flagellation pendant qu'il levait le bras pour frapper, le membre retombait aussitôt impuissant ; telle avait été l'influence du narcotique sur le système nerveux que la douleur causée par les verges pouvait seule exciter le malade.»

Il est dit partout que l'opium hyperémie le cerveau, et on se fonde sur ce qu'il abaisse la tension artérielle pour conclure à la paralysie des vaso-moteurs. Je suis bien plutôt porté à penser qu'au contraire sous son influence les capillaires, tout au moins ceux du cerveau, se contractent. M. Donders a vu cette contraction s'opérer sous ses yeux pendant le sommeil naturel ou artificiellement provoqué par l'opium chez des animaux. Ce qui fait surtout cesser le doute, c'est de voir l'individu perdre l'usage des propriétés du cervau comme pendant la syncope, et rester inactif jusqu'à ce que toute la dose d'opium introduite dans la masse du sang ait été éliminée.

Je crois que l'action de l'opium suspend seulement ou plutôt, se borne à atténuer la circulation cérébrale. D'après ce que l'on sait de l'antagonisme qui existe entre le grand sympathique, qui fait contracter le capillaire, et l'incitation apportée par le nerf sensitif qui, on le sait, annule l'effort du grand sympathique, il est à penser que ce dernier est excité par la présence de l'opium à faire contracter les fibres vasculaires et par conséquent à ralentir la circulation ; ceci posé, il s'établit une lutte entre le grand sympathique et l'incitation, lorsqu'une stimulation est portée au cerveau par le nerf ; et selon que celle-ci est plus ou moins vive, la contraction vasculaire cesse ou persiste, entretenue par la cause qui agit toujours de la même façon.

Quand donc, dans l'exemple précité, les excitations arrivent, par leur intensité et aussi par leur continuité, à vaincre la résistance que le grand sympathique oppose à la dilatation des vaisseaux par l'ondée sanguine, la disparition de la couche de lymphe suit cette dilatation, et le cerveau, à ce moment seulement, redevient sensible aux impressions qui naguère restaient inaperçues. On voit alors le sujet trouver importunes les violentes stimulations auxquelles on les soumet. La cause qui ranime le pouvoir du sang sur le cerveau vient-elle à cesser : soudain le grand sympathique reprend jouissance de ses droits, et le bras retombe inerte par suite de la suppression de l'incitation motrice.

Mais comment la couche isolante, qui est évidemment l'agent principal des variations fonctionnelles, peut-elle se reformer assez rapidement pour enlever instantanément au cerveau le pouvoir incitomoteur? Sans doute, dirai-je, l'exhalation séreuse dont le produit se déverse directement dans l'enveloppe péricapillaire ne se reproduit par sur-le-champ en assez grande quantité pour atténuer subitement l'influence toute-puissante du sang rouge sur le fonctionnement des propriétés cérébrales motrices. Cependant, s'il ne peut être fourni par la source qui l'émet, avec assez de rapidité, il est fort possible que le liquide, contenu dans les cylindres péricapillaires des parties voisines, avec lesquelles la communication est établie normalement, se répartisse et vienne combler l'interstice virtuel qu'engendre le retrait des vaisseaux. Il va sans dire que, lorsque je dis parties voisines, j'entends voisines de ou des points du cerveau qui ont été plus particulièrement soumis aux incitations venues des nerfs sensitifs impressionnés, étant admis que les diverses impressions reçues par les appareils des sens en général, et par les différents points de la surface cutanée en particulier, ne sont pas perçues par un seul et même point du cerveau, mais bien par des portions distinctes de cet organe.

En présence du traitement qui a si merveilleusement été couronné de succès, je ne saurais m'expliquer son efficacité si je partageais cette opinion qui consiste à attribuer aux narcotiques une vertu spéciale pour ainsi dire, sur les centres nerveux, qui abolit leurs propriétés. Ainsi, l'opium exercerait une sorte d'action spoliatrice de ce qu'on a appelé l'influx nerveux, sans que personne, d'ailleurs, ait jamais prétendu donner une idée exacte de sa manière d'agir. Un tissu, un organe ne peuvent perdre leurs propriétés que s'ils sont profondément altérés dans leur substance; et alors ils sont morts, ils ne recouvrent par aucune influence les propriétés qu'ils ont perdues. Mais autre chose est perdre une propriété, ou cesser de la manifester: l'abord d'un peu de sang rouge suffit pour rétablir les manifestations un instant suspendues, tandis qu'il ne peut raminer un tissu qui a cessé de vivre.

Si tel était le rôle de l'opium, le traitement violent du Dr Barrett eût été tout simplement déplorable. En effet, voici un cerveau stupéfié, déprimé jusqu'à anéantissement presque complet de ses fonctions; l'exciter, l'obliger à un travail, c'est l'épuiser encore: c'est éloigner du but qu'on se propose. Car on comprend difficilement, que pour être logique et rationnel, il faille, sous prétexte de raviver les fonctions d'un organe languissant, s'exténuer à consumer par une stimulation d'une énergie peu commune, les dernières et défaillantes ressources de ce même organe.

Ainsi me suis-je vu conduit à adopter, non sans quelque raison, et à défaut d'une autre plus plausible, l'interprétation proposée plus haut, que la lecture de l'observation a fait naître en mon esprit. Elle repose sur une base fort simple et toute matérielle : le mécanisme m'en semble aisé à saisir. Si maintenant je cherche à tirer des conclusions relativement à l'intensité des effets que l'opium produit, je remarque d'abord que son action constrictive peut être très-violente puisqu'il a fallu une stimulation énorme pour la contrebalancer. D'un autre côté, la dose étant considérable dans l'observation de Barrett, il a fallu continuer longtemps les excitations pour maintenir une circulation cérébrale qui *suffit* à l'entretien des principales fonctions de l'économie, et pour attendre que l'opium ait eu le temps d'être éliminé. Il suit de là qu'une même dose d'opium n'amène pas les mêmes phénomènes en toutes circonstances, parce que le degré d'excitation de l'organe cérébral au moment de l'administration du médicament n'est pas toujours le même. « Les effets de l'opium sur l'économie, dit M. Jaccoud, sont d'autant plus prompts et d'autant plus énergiques que l'activité de l'innervation est plus affaiblie. Si dans toutes les maladies à tendance adynamique il ne faut qu'une très-faible quantité d'opium pour amener le sommeil, on sait que dans d'autres affections caractérisées par la surexcitation ou l'ataxie des fonctions du système nerveux, dans la chorée, par exemple, des doses vraiment énormes de préparations opiacées sont admirablement tolérées. »

Ainsi, tel individu, bouillant de colère, ou, ce qui revient au même, en proie au délire, est à peine calmé aujourd'hui par une énorme dose, qui, demain, plus calme, ne pourra résister à la même dose et sera plongé par elle dans le coma ; ainsi m'expliquai-je ces faits surprenants de tolérance pour l'opium et le chloroforme, qui, bien que pris en quantités fabuleuses, n'arrivaient qu'à grand'-peine à lutter contre l'incitation douloureuse qui maintenait incessamment active la circulation de certaines portions du cerveau.

De son côté, Graves avait formulé ce précepte : « qu'il faut choisir, pour administrer le narcotique, le moment de la disposition naturelle au sommeil toutes les fois que l'on veut combattre l'insomnie... car si l'effet du médicament ne coïncide pas avec l'effort de la nature, on ne réussit pas à endor-mir. » Cela tient, vraisemblablement, à ce que l'o-pium agit d'autant plus sûrement que sa besogne est plus facile, c'est-à-dire que l'activité cérébrale est moindre, comme cela arrive aux approches du sommeil. De là vient qu'une dose, qui suffit géné-ralement pour faire dormir, échoue lorsque le sujet est vivement préoccupé : c'est ce qui a valu à l'o-pium le reproche de ne pas toujours amener le sommeil qu'on attendait de lui. Il faut ajouter aux causes actuelles et purement individuelles qui peu-vent s'opposer à la libre action de l'opium un phé-nomène inséparable de son usage, je veux dire cette démangeaison qui survient habituellement après l'absorption d'une dose un peu massive, déman-geaison due sans doute à ce que ses principes, en grande partie éliminés par la peau, produisent, à mesure qu'ils arrivent à la surface du tégument, une certaine irritation analogue à celle que produirait la morphine directement appliquée.

Le chloroforme et les hypnotisants qui produisent les mêmes effets que l'opium, exercent probablement la même action que lui sur la circulation ; ces agents, doués d'une vertu dépressive, n'amènent pas tous avec la même rapidité la même phénoménalité ; tel, comme l'anesthésique, rapidement absorbé par l'immense surface de l'arbre bronchique manifestera presque instantanément sa présence dans le sang avec une grande intensité ; tel autre, peu soluble dans les sucs digestifs, exigera, avant d'agir, un temps très-long en rapport avec la lenteur de son absorption ; parfois même il se peut faire que l'absorption étant embarrassée, l'élimination s'effectue plus vite qu'elle ; alors le médicament, en trop petite quantité à la fois dans le sang, n'agit pas avec assez d'intensité pour donner lieu à des manifestations sensibles extérieurement. D'autres fois c'est l'élimination qui est entravée. M. Charcot a remarqué dans les maladies du rein, avec gêne excrétoire, l'accumulation du médicament traduite au dehors par une sorte d'intolérance qui disparaît avec le retour du rein à un fonctionnement normal. L'une quelconque de ces causes étant seule en présence, rend les effets d'un même médicament très-capricieux ; mais ce n'est qu'une apparence, et on pourrait trouver dans l'observation attentive de ces faits la confirmation ou l'infirmation de plus d'un diagnostic hésitant.

Certaines substances agissent d'une façon opposée à celle de l'opium sur les capillaires des centres nerveux, et produisent d'emblée les effets de la fustigation en relâchant les parois vasculaires. La strychnine amène ces résultats à leur summum d'intensité ainsi qu'on le voit dans l'attaque tétanique, pendant laquelle le cerveau hyperesthésié est sensible aux moindres impressions ; le contact le plus léger suffit alors pour déterminer de violentes incitations motrices de la part du cerveau, et un accès convulsif épouvantable. Ces convulsions, par leur violence, entravent à la fin la respiration (*laryngismus*), et si cet état dure, le sujet asphyxié tombe dans le coma et meurt. C'est ainsi que, malgré la persistante dilatation des capillaires cérébraux, le coma arrive par suite de l'altération du sang, aussi bien que par la suppression du courant sanguin due à la constriction des mêmes vaisseaux.

Mon intention n'est pas de donner l'exposé complet des innombrables applications des agents médicamenteux que je cite ; j'ai seulement voulu, en examinant l'opium, chercher comment le sommeil est le résultat de son administration. Je ne me flatte pas d'avoir démontré comment il agit, mais seulement de laisser entendre en quel sens il modifie très-probablement la circulation dans les canaux vasculaires qui sont dévolus à la nutrition des centres nerveux. Je décline donc toute prétention d'avoir trouvé son véritable mode d'agir, et je me tiendrai pour satisfait si mon interprétation est le résultat de déductions jugées rationnelles.

V.

Le sommeil est, pour ainsi dire, la suspension d'une sorte d'accommodation du cerveau aux impressions, analogue à celle de l'œil aux distances. Pendant la veille et en l'absence d'impressions vives, le cerveau est dans l'état, jusqu'à un certain point, de l'œil ouvert mais inattentif et rêveur, qui *voit* tout ce qui se présente à lui, mais qui ne *regarde* rien en particulier; cette foule d'impressions diverses et indistinctes amène une perception générale vague (obnubilation intellectuelle, rêverie). Un objet plus lumineux que les autres se détache-t-il et vient-il à trancher dans la masse : en même temps que cette impression plus intense parvient au cerveau, et excite spécialement certains points, par suite d'un mouvement réflexe le cristallin est modifié dans sa forme et concentre en un point de la rétine les rayons lumineux, tout à l'heure diffusés, qui donnent lieu alors à une impression plus intense, ainsi réunis en faisceau. A son tour, le cerveau s'accommode d'une certaine manière; la lymphe est chassée mécaniquement des points auxquels est transmise plus spécialement l'impression, et la disparition de ce liquide entraîne un excès de sensibilité de la partie mise en contact avec le sang, ce qui se traduit par une perception plus nette. Le sens émoussé naguère est aiguisé; il a plus de finesse.

Il est aisé d'appliquer ce raisonnement aux impressions auditives, tactiles, etc.; on a eu soin de distinguer le *bruit*, ou amas de sons confus qui ébranlent avec une égale intensité la plupart des points consacrés à la perception auditive, du *son*, dit musical, intense, aigu ou d'une nature différente de celle du bruit, qui émerge, et, se sépare des autres; ici, comme tout à l'heure pour la lumière, la portion cérébrale dont la mission est de percevoir les impressions auditives, s'accommode, au point spécialement sollicité par le son qui s'isole du bruit. Je n'insiste pas sur la perception des impressions tactiles, non plus que sur l'olfaction et la gustation.

Si je considère maintenant l'œil clos, la rétine est protégée contre les impressions lumineuses; mais ce n'est pas tout. S'il reste clos pendant quelque temps, les points du cerveau où se rendent les filaments des nerfs optiques n'étant plus sollicités par eux, une couche épaisse de lymphe s'interpose entre la substance du cerveau et le courant sanguin, isolant ainsi la partie de l'appareil nerveux qui perçoit la lumière transmise, de l'appareil circulatoire.

Le *sommeil du sens de la vue* réside dans cet isolement du cerveau lui-même, et non pas seulement dans la soustraction de la rétine aux impressions lumineuses.

On pourrait en dire autant des autres appareils des sens et des portions de l'encéphale (pour ne rien préjuger) qui leur correspondent. Quand ils sont tous simultanément plongés en cet état, l'individu dort : il ne se sert plus de ses sens ; le sommeil est alors dit complet, par opposition avec le sommeil d'un ou plusieurs sens, qu'on nomme partiel.

Le sommeil survenant par le fait de l'absence d'impression, je n'ai pas besoin de m'étendre longuement sur les causes favorables ou défavorables à sa production ; il est clair que toute impression, assez vive pour mettre une portion du cerveau en activité et pour être perçue, réveillera cette portion ; et que des impressions vives s'adressant en même temps à tous les appareils des sens, feront renaître l'activité à la fois dans tous les points de la masse encéphalique. Il y aura alors réveil de l'individu.

Le sommeil est-il le résultat de la fatigue ? Certainement non, puisque l'on sait d'ailleurs que les organes sont d'autant plus capables d'exécuter leurs fonctions qu'ils sont exercés d'une façon (non exagérée) plus soutenue ; on ne peut pas raisonnablement induire de là qu'il est absolument nécessaire qu'ils se reposent ; au contraire. Graves cite « un gentleman de ses amis, d'une excellente santé d'ailleurs, qui était tourmenté depuis des années par une impossibilité de dormir. Impatient du lit, il avait pris l'habitude de monter à cheval au milieu de la nuit, et il courait les champs pendant plusieurs heures; il rentrait brisé par cet exercice violent, et même alors ils ne pouvait dormir une seconde. » Je ne veux pas dire pourtant que l'on puisse impunément se passer d'emblée de sommeil; pour penser cela il faudrait n'avoir plus la moindre notion de la puissance du presque irrésistible empire d'une habitude aussi ancienne et aussi invétérée; s'imposer brusquement l'obligation de veiller sans cesse, c'est, surtout lorsqu'on dort habituellement beaucoup, placer le cerveau en dehors des conditions de durée de fonctionnement, qui sont devenues normales pour lui; il serait violemment troublé par ce surcroît de besogne et deviendrait malade. J'ai voulu dire seulement — que la loi d'intermittence à laquelle on a rattaché le retour périodique du sommeil n'est autre chose que l'*habitude*, ou imitation de soi-même; — et aussi que le sommeil n'est pas, à proprement parler, indispensable : la veille continue n'étant pas absolument incompatible avec l'existence, comme le serait la privation d'aliments ou d'air atmosphérique.

La volonté exerce-t-elle son influence sur le retour du sommeil? Oui, jusqu'à un certain point. On sait, par parenthèse, qu'il suffit de *vouloir*, pour se réveiller à telle ou telle heure. Pour ce qui regarde l'invasion du sommeil, l'individu sain pouvant écarter toutes les causes d'impressions et tout travail intellectuel par le fait de la volonté, réunit ainsi les conditions nécessaires à la manifestation de cet état ; réciproquement il peut le chasser en faisant intervenir ces mêmes causes. En un mot, l'individu ne *veut* pas dormir, mais *consent* à dormir.

De même que par l'intervention de la volonté, l'individu sait évoquer une impression antérieurement perçue, la percevoir aussi vive qu'elle a été déjà perçue, et même l'exagérer ; de même il peut atténuer la perception d'une impression violente, s'insensibiliser, si on peut ainsi dire : c'est là ce qu'on appelle le courage. Le martyr résigné à mourir pour le triomphe d'une idée, endure sans sourciller, et presque avec délices, les plus affreuses tortures ; tandis que le sybarite se plaint aigrement d'un fêtu qui le blesse. Telle est l'influence de la volonté sur l'intensité de la perception, que chez le premier elle l'annule presque, et la centuple chez l'autre, qui se trouve à la fois auteur et victime de sa souffrance.

Ceci était indispensable à dire pour donner la mesure de ce que peut la volonté de l'individu sur la réalisation de l'état de sommeil. A l'appui de cette proposition, il n'est pas inopportun de mentionner ces faits (et ils ne sont pas rares) de personnes en proie depuis longtemps à l'insomnie, qui se sont endormies croyant avoir pris de l'opium, tandis qu'en réalité elles n'en avaient pas pris. Elles dormaient donc ainsi parce qu'elles étaient convaincues de ne pouvoir résister au sommeil par lequel elles se croyaient devoir être fatalement envahies ; cette persuasion bannissait toute inquiétude, et elles s'abandonnaient au repos avec confiance.

Je m'arrête ici, mon plan n'étant pas de faire l'examen des rêves, ni des mouvements qu'on observe normalement chez quelques personnes. J'ajouterai néanmoins ceci, c'est que le sommeil morbide, le coma, est toujours dû à une suspension de la circulation cérébrale plus ou moins complète, que les capillaires soient pleins de sang ou exsangues : à moins cependant que le sang ne continuant à circuler, il soit impropre à la nutrition. On a donné le nom d'asphyxie à ce coma particulier.

De l'ensemble des considérations auxquelles je me suis livré, il ressort que l'état du sommeil correspond, dans le cerveau, à une disposition circulatoire particulière en vertu de laquelle le sang agit à distance, c'est-à-dire qu'il est à son minimum d'action physiologique. Le sommeil morbide diffère du sommeil naturel, par la nature morbide elle-même de la cause : à l'aide de modificateurs spéciaux, on provoque artificiellement ces conditions de circulation dont la manifestation extérieure a reçu le nom de sommeil.

Telles sont les conclusions auxquelles je suis conduit ; je suis heureux de voir qu'elles sont en

harmonie avec l'opinion de M. le professeur Robin :
« Tous les agents somnifères ou ceux qui éloignent
le sommeil sont de ceux qui agissent sur la circulation, et qui par là modifient le mode d'afflux des
matériaux nutritifs » (*Dictionnaire de médecine*).

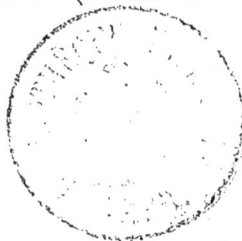

FIN

A. PARENT, imprimeur de la Faculté de Médecine, rue Mr-le-Prince, 31.

92

www.ingramcontent.com/pod-product-compliance
Lightning Source LLC
Chambersburg PA
CBHW032310210326
41520CB00047B/2796